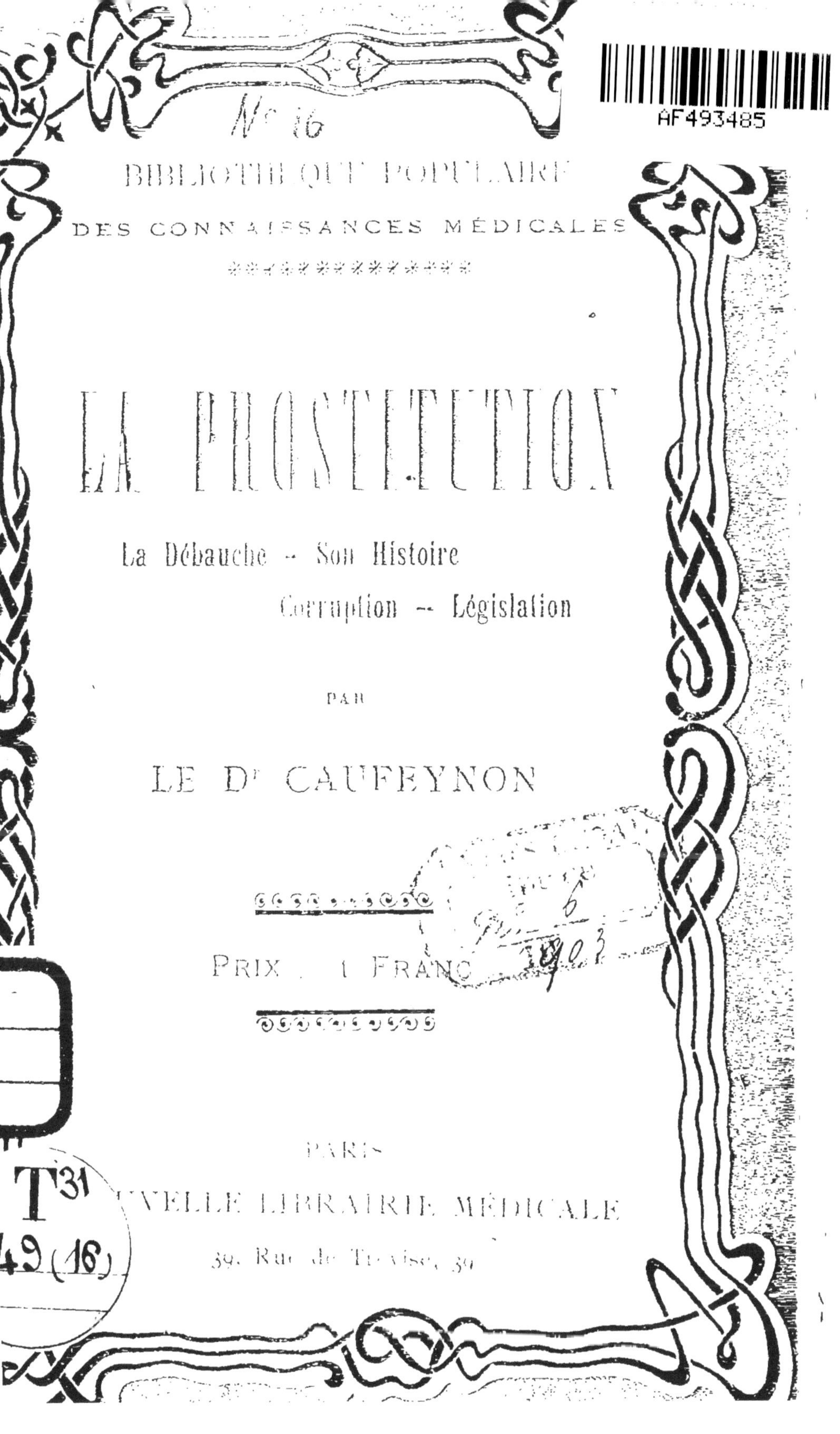

BIBLIOTHÈQUE POPULAIRE
DES CONNAISSANCES MÉDICALES

LA PROSTITUTION

La Débauche — Son Histoire
Corruption — Législation

PAR

LE Dr CAUFEYNON

PRIX : 1 FRANC

PARIS
NOUVELLE LIBRAIRIE MÉDICALE
39, Rue de Trévise, 39

La Prostitution

DOCTEUR CAUFEYNON

La Prostitution

LA DÉBAUCHE A PARIS - LES MAISONS DE TOLÉRANCE
LA PROSTITUTION CLANDESTINE
RÈGLEMENTS DE POLICE - CARACTÈRE DES PROSTITUÉES

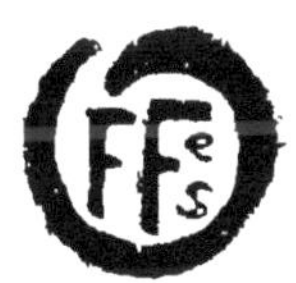

PARIS
CHARLES OFFENSTADT, ÉDITEUR
39, RUE DE TRÉVISE, 39

1902

I

APERÇU HISTORIQUE

I

APERÇU HISTORIQUE

La débauche est vieille comme le monde, elle se trouve au berceau, comme au déclin de toutes les sociétés humaines; les religions, comme les histoires et les législations en font, foi.

Les écrits les plus consacrés par la vénération religieuse nous montrent les preuves de la lasciveté et de la débauche la plus infâme dans les temps antiques.

Il serait trop long de parcourir tous les exemples de dépravation qu'offre l'histoire du peuple d'Israël ; on peut en juger par la seule peinture si énergique qu'en trace le prophète Ezéchiel sous les emblèmes fameux d'*Oollah* et d'*Oolilah.*

L'Egypte passa constamment pour une terre de dévergondage et d'impudicité. Non seulement le Phallus, ou la représentation de l'organe reproducteur, était jadis porté en triomphe dans les fêtes et les processions égyptiennes comme l'emblème du plaisir et de la fécondité, mais les femmes l'agitaient publiquement. Tout l'Orient, la Lydie la Médée, la Phénicie, la Chaldée, Tyr, Sidon, furent en proie aux impudicités les plus révoltantes.

Tel fut l'empire de la volupté que les femmes de Babylone étaient obligées de par la loi, une fois en leur vie, de se livrer aux désirs d'un étranger dans le temple de Vénus sans qu'il fût permis de repousser aucun d'eux. Les Carthaginoises et les Tyriennes étaient aussi astreintes à la même prostitution religieuse et l'argent que leur valait la perte de leur virginité servait de dot à leur mariage.

Il serait facile de poursuivre ces recherches sur la prostitution des filles jusque chez les Libyens et d'autres peuples d'Afrique, qui estimaient d'autant plus leur beauté, qu'elles avaient acquis un plus grand nombre d'adorateurs et sacrifié davantage à l'impudicité.

On a fait remonter à Orphée et aux Thraces l'amour masculin, on le rapporte encore à Thamyre, ou au Crétois Thalon ; quoi qu'il en soit, son usage fut autorisé par une loi, selon Aristote, dans l'île de Crète, et cela pour prévenir un excès de population. Les autres nations reçurent ce vice des Grecs. Les mystères de Bacchus et les cérémonies sacrées des Phallophories furent introduits chez les Grecs, d'après Hérodote, vers 170 ans avant la guerre de Troie par Mélampus. Les Ityphalles, ivrognes vêtus en femmes et chantant des hymnes obscènes, des groupes de Bacchantes demi-nues, échevelées, exécutant des danses lascives avec des hommes déguisés en satyres, donnaient au public les scènes les plus ordurières.

En Grèce, vingt-deux classes de courtisanes desservaient en des groupes sympathiques les vingt-deux branches de la volupté ; elles étaient les prêtresses inspirées de la Vénus Impudique.

C'étaient : la Fellatrice, coquette, trompant le désir, pour en prolonger les brûlants accès ; la Practatrice, venant de l'Orient parfumé où les plaisirs qui font rêver sont en honneur ; la Subagitatrice, fille de Lesbos ; la Lémane, avec les voluptés douces et chatouilleuses ; la Corinthienne, qui pourrait les remplacer toutes ; la Phicidineuse, aux dents dévorantes et lutines; enfin la brillante et fougueuse Propétide qui montre en fuyant les trésors qu'elle ignore elle-même, et qu'elle offre aux autres de contempler d'un œil enivré et de flatter d'une main caressante !

Si nous passons à l'ancienne Rome, la dissolution des mœurs nous y paraîtra peut-être encore plus extraordinaire, surtout au temps des Empereurs.

Les exemples de luxure romaine cités par Juvénal sont attestés par nombre de grands écrivains. Ni Rhodes, ni Milet, ni Sybaris, ni Capoue, ni Tarente, n'ont jamais poussé plus loin la recherche des délices. A cette époque on aurait pu croire que les dernières infamies de la débauche étaient atteintes, mais elles furent surpassées par des monstres d'impudicité et de cruauté, les Tibère, les Caligula, les Néron, les Domitien, les Héliogabale.

C'est alors qu'il fallut inventer des

termes inouïs et nouveaux pour exprimer les dégoûtantes turpitudes que la lasciveté la plus effrénée, dans ces extravagants caprices des despotes Romains, avait pu imaginer.

Les Romains resteront toujours les maîtres dans la honteuse carrière de la débauche, malgré le degré de corruption atteint par notre époque, et s'il faut en croire Brunel, le célèbre théologien anglais, dans sa théorie du globe, il ne semblerait pas que notre race aille en empirant : « Plus on remonte, dit-il, vers les premiers âges du monde, plus les hommes étaient vicieux. Les filles des hommes tentèrent les anges eux-mêmes par leur beauté et furent punies par le déluge ; une terre plus ardente et plus fertile sortie des mains du créateur, encore échauffée par le feu central primitif, rendait les créatures plus vigoureuses, plus vivaces, mais aussi plus fougueuses dans leurs passions. Pour nous, nous avons tous dégénéré de ces puissants patriarches qui subsistaient des siècles et engendraient jusque dans leurs vieux jours; à peine ressentons-nous quelques étincelles de cette flamme inextinguible d'amour qui les dévorait; bientôt la terre refroidie jusque dans ses entrailles ne peut plus germer qu'avec difficulté des races d'eunuques et d'impuissants chétifs et nous deviendrons sages, faute d'énergie vitale, mais non pas par nos vertus. »

Ce tableau est peut-être un peu sombre; quoi qu'il en soit, nous ne saurions disconvenir que le peuple romain était autrement doué que nous pour les plaisirs d'amour.

Sous le Bas-Empire la débauche fut sérieusement réprimée. Justinien établit des règlements contre la prostitution. En Extrême-Orient, aux Indes le culte du Phallus continuait à être en faveur ; les filles étaient dévouées à l'incontinence publique. En Chine les parents qui ne pouvaient nourrir leurs filles, les consacraient aux voluptés du public et de nos jours il semble en être encore ainsi, comme au Japon où les courtisanes sont en nombre plus considérable que partout ailleurs.

II

LA DÉBAUCHE EN FRANCE

II

LA DÉBAUCHE EN FRANCE

En France on trouve encore les mêmes variétés de débauche qu'autrefois, mais cultivées avec un art singulier, comme toutes les primeurs des vices. Elle a même fait des progrès et il faut aujourd'hui compter avec elle, c'est pourquoi il est intéressant d'en suivre les étapes, de voir quels moyens ont été tour à tour et toujours inutilement employés pour en arrêter le cours sans cesse grandissant.

Nous commencerons seulement par

l'époque où la chose publique s'organisa en France.

En 800, Charlemagne ordonne que le propriétaire chez lequel se prostitueront des filles de mauvaise vie, les portera l'une après l'autre sur le marché, pour y être fustigées. S'il refuse, il sera lui-même frappé de la même peine.

En 1254 les ordonnances de saint Louis cantonnent les prostituées dans certains quartiers de Paris, leur défendant de résider ailleurs, sous peine de confiscation, ni louer maisons et défendant à tous propriétaires de les recevoir ou de les loger en autres quartiers.

Défense de se trouver dans leurs bordels ou clapiers après sept heures sonnées, sous peine de prison ou d'amende arbitraire.

Défense de porter sur leurs habits de l'or, de l'argent, des perles, du jais, des broderies, des fourrures, des collets renversés, des robes à queues traînantes, des ceintures dorées et autres ornements, que pourraient porter les femmes d'honneur, à peine de confiscation des dits habits et d'amende arbitraire.

Défense à toutes personnes de produire des femmes prostituées, à peine de pilori, d'être marquées d'un fer chaud et bannies (de 1395 à 1415 et de 1420 à 1480).

Marguerite de Provence, reine de France, femme de saint Louis, allant à l'offrande, après avoir baisé la patène consacrée, se retourna pour donner le baiser de paix à sa voisine. Elle embrassa une dame de riche costume, de belle et haute apparence, qui n'était autre qu'une *ribaude folieuse* ; de là serait venu le proverbe :

...Bonne renommée
Vault mieux que ceinture dorée.

Les quartiers où furent reléguées les prostituées furent : la Cité, la rue Glatigny, rues de Mascon, de la Boucherie, du Clos Breunau, Froidmenteau, Robert de Paris, Baillehoë, du Lion, Chapon, de Chamfleury.

Les règlements se succédèrent mais toujours en vain.

En 1368, le roi Charles défend : qu'on tienne dorénavant bordeau, rue du Chapon, près du cimetière Saint-Nicolas-des-Champs. On forniquait même dans les cimetières, disent les chroniques.

En 1415, le 8 janvier, le prévôt de Paris rééditait les ordonnances de saint Louis. Les prostituées étaient menacées d'être marquées au fer rouge, tournées au pilori, mises hors la ville. Défense encore de porter or, argent, boutonnières d'or et d'argent sur les habits.

Malgré toutes ces ordonnances les lupanars confinaient aux salles de cours et détournaient les étudiants.

Au XIIIe siècle, dans une enquête poursuivie à Douai, le procureur du chapitre de Saint-Amé récuse le témoignage du sieur Wagde le Vaut, produit par les échevins, parce qu'il est « homme de mauvaise vie, qu'il est nommé en ceste ville roi des ribaulds, tient femmes folles, qui siéent ès bordiaux et waguent en péchié de leur corps. »

En 1242 une ordonnance de l'échevinage de Douai porte que les jeux de dés, beleng, boules et autres étant interdits au roi des ribauds, il percevra à l'avenir sur chaque femme de folle vie, demeurant à la ville, en estuves et en bourdel, pour bienvenue, pour la première fois, deux gros ; sur chacune de ces femmes, par mois, un gros ; si elles changent de maison, en ville, un gros ; sur chaque hébergeant ou soutenant telles femmes de folle vie, un gros chaque mois ; sur chaque femme d'estuve, ou de bourdel, à la Saint-Pierre, un gros, et à la fête de Saint-Rémy, un gros ; sur les femmes mariées, filles ou meskines, qui mésuseront de leurs corps, le dit roi pourra prendre à son profit le mantel ou chaperon ; de même l'habit du ladre, venant habiter la ville sans permission (*Archives de Douai*).

A cette époque l'Eglise ne semblait pas trop s'indigner du voisinage des belles pécheresses confinées dans les maisons de débauche. Au xve siècle il fut même dit que les chanoines de Saint-Rémy avaient intérêt que les bordeaux restassent dans les immeubles avoisinant l'église, parce qu'ainsi leurs loyers et rentes en valaient mieux.

En 1367, le Parlement, sur l'appel de Jehanne Lapelletière, ordonnait « qu'elle videra d'ici à la fête de Saint-Lazarre, la rue Cocatrix, qui est foraine, et où il y a un bordel de si longtemps, qu'il n'est mémoire du contraire ».

En 1468, le roi Charles interdit les bordeaux des rues Chapon, Beaubourg, Simon Langevin, des Jongleurs, Simon le Franc, de la Fontaine Maubuée.

En 1520, Charles VII fit défendre aux filles de loger ailleurs que dans les rues de l'Abreuvoir, de Mascon, de Robert de Paris, Baillehoë, Pavée, à peine de confiscation et prison. Leur fit défendre aussi de tenir cabarets.

En 1485, Charles VIII défend aux gens non nobles « de porter veloux et drap de soye ».

Le 28 février (1375) le Parlement de Paris, statuant sur appel d'une sentence du Châtelet, condamne au pilori des halles, avec une couronne de parchemin sur la tête, portant ces mots en grosses lettres :

« *Faussaire*, Agnès Piedeleu, *maquerelle publique.* »

En 1483 la nièce du président de Popincourt est, malgré sa haute parenté, interdite de la ville et prévôté de Paris, pour faits de débauche.

La ville d'Amiens ordonne en 1485 que les filles publiques « y porteront pour enseigne, une aiguillette rouge de quartier et demi de long, sur le brach dextre, au-dessus du queute, pour couvrir ladite enseigne, ni porter chayntures d'or et d'argent, sous peine de confiscation et de bannissement. »

Le roi Henri d'Angleterre, occupant alors la France, fit ordonner par le prévot de Paris « de faire vuider d'un lieu, appelé Baillehoë, proche l'église Saint-Méry, les femmes de vie dissolue qui y tiennent clapier et bordel public, ce lieu étant un chemin, par lequel plusieurs habitants venaient à cette esglise » (1424).

Vers cette époque, la vérole avait fait son entrée en France et le Parlement de Paris, prévoyant pour le printemps (1496) un progrès de la contagion, ordonne que, « de par le roy, il sera fait cry que les forains hommes et femmes, attaqués de la dite maladie, sortiront de Paris, dans les vingt-quatre heures, sous peine de la hart ».

En 1518 et 1519, à Péronne, « il est fait commandement à toutes les filles de se retirer dans le lieu public, à l'usage d'estuves, pour elles édifié, et ne soient si osées ni hardies coucher, ne tenir résidence, hors du dit lieu, si ce n'est le jour, pour boire, manger, honnestement et sans bruit, scandale ou confusion. Défensse aux hosteliers, taverniers, cervoisiers de Péronne, vendant vin ou victuailles, de retirer les dites filles, sur peine de bannissement, si ce n'est pour maladie ou aultres cas pitoyables. »

En 1518, le roi François Ier prescrivit la destruction du bordeau Glatigny, à cause des impuretés qui s'y commettaient, *par chacun jour*. En démolissant la maison, y furent trouvés les squelettes de trois hommes et le lendemain, qui était dimanche, par ordonnance de l'archevêque de Paris, furent faites processions générales autour de la cité.

En 1556 Henri II lança un édit contre les filles ayant caché leur grossesse dans le but, après accouchement, « de faire périr enfants sans baptême », cet édit ordonnait la peine de mort.

En 1629, une ordonnance de police prescrivait aux filles débauchées, aux vagabonds, de *vuider* la ville de Paris dans les vingt-quatre heures, sous peine de prison.

Défendait aux propriétaires de louer

leurs maisons, en tout ou en partie, à gens de mauvaise vie, filles débauchées, à peine de cent livres parisis d'amende et de confiscation des loyers, pour trois ans, au profit de l'Hôtel-Dieu, pour la première fois, et pour la seconde, à pareille amende, et de voir les maisons murées pour autant de temps. Enjoignant à tous propriétaires et principaux locataires des maisons où existent telles sortes de gens, de les en faire vuider, dans trois jours.

Le 28 juin 1657 Anne d'Autriche adressait au maire de Compiègne la nommée Marguerite Bourlet, avec ordre de la recevoir en sa ville, ayant mené jusqu'à présent une vie fort libertine, où Dieu a été offensé, et de la faire mettre en lieu où elle ne puisse continuer à faire du mal, et lui faire donner la nourriture nécessaire et proportionnée à la pénitence qu'elle doit faire de ses offenses, pour y demeurer jusqu'à nouvel ordre, et qu'il ait été pourvu à la faire vivre.

Le 6 juillet 1663, la nommée Hue, dite Godefroy, déjà condamnée à plusieurs amendes, même par la cour du parlement, est condamnée à nouveau « à estre fustigée ayant un chapeau de paille sur la teste, avec écriteau portant ces mots : *maquerelle publique*, et bannie de la prévosté et de la vicomté de Paris, laquelle, au mépris des dites sentences, n'aurait gardé son bien, se serait maintenue en la dite maison, sans la vouloir vuider, et continue d'y tenir plus que jamais bordel public, hanté par quantité de filles et femmes de mauvaise vie, qui se disputent, jour et nuit, de quoi se plaignent les voisins, bourgeois en ladite rue. Le prévôt de Paris ordonne que sera ladite Hue, dite Godefroy, prise au corps et ses meubles inventoriés, puis mis sous scellés, et défense à la dame Foucault de louer la maison, dont elle est propriétaire rue de Fouarre, sinon à gens d'honneur.

En 1679, ceux qui se trouvent à l'hôpital attaqués du mal vénérien ou qu'on y enverra, ne seront reçus qu'à la charge d'être sujets à correction, avant toutes choses, et fouettés, ce qui sera certifié par leurs billets d'envoi.

En 1703, d'Argenson, sur la plainte de la veuve de Fresquesne, dont le mari était mort président à mortier au parlement de Rouen, propose de renfermer à l'Hôpital Général, la fille Bressaux qui avait fait dépenser au fils de Fresquesne, lequel voulait l'épouser, plus de 20,000 livres.

En vertu de commission du roi, le lieutenant de police opérait l'enlèvement des filles en contravention, elles étaient amenées en voiture au Châtelet et conduites dans le prétoire, encombré de seigneurs, placés derrière la cour.

Durant le trajet pour aller au Châtelet et dès leur entrée dans le prétoire, ces filles menaçaient, provoquaient les passants, malgré les agents. On en voyait qui riaient, pleuraient, d'autres se découvraient avec indécence, bravant par leurs propos, leurs gestes, les magistrats qui devaient prononcer leur condamnation.

En 1739, de grands criminels, condamnés pour vols et meurtres, prièrent la justice de ne pas les faire exécuter en même temps que d'autres reconnus coupables de crimes contre nature, faveur qui leur fut accordée.

Louis XVI en 1703 régla les formalités qui devaient être observées pour la correction des femmes et filles de mauvaise vie.

En 1755, l'archevêque de Paris voulant refréner le libertinage des ecclésiastiques, s'adressa au lieutenant de police. Il fut entendu qu'on serait averti, dès qu'un prêtre, moine ou individu portant l'habit, entrerait chez une fille; le procès-verbal, transmis en minute au magistrat, serait communiqué, en double copie, au roi et au prélat. Plusieurs de ces procès-verbaux furent publiés et conservés en 1789.

A Paris, c'était un inspecteur de police qui était chargé du service général des prostituées, il disposait arbitrairement, à son gré, de la liberté des femmes placées hors la loi et dont il étendait le cercle maudit à d'autres qui ne l'avaient pas encore franchi. Il prélevait sur ces malheureuses, à son profit, des redevances variables dont elles pouvaient se racheter par des présents en argent ou en nature; malgré qu'il fût expressément défendu au prévost de Paris d'appliquer à son profit les *ceintures*, *joyaux*, *habits*, *vêtements* ou *paremens* défendus aux filles et femmes amoureuses et dissolues.

En 1778 on trouve une ordonnance portant : « Sur ce qui nous a été remontré par nous procureur du roi que le libertinage est aujourd'hui porté à un point que les filles et femmes publiques, au lieu de cacher leur infâme commerce, ont la hardiesse de se montrer, pendant le jour, à leurs fenêtres, d'où elles font signe aux passants pour les attirer ; de se tenir, le soir, sur leurs portes, et même de courir les rues, où elles arrêtent les personnes de tout âge et de tout état ; qu'un pareil désordre ne peut être réprimé que par la sévérité des peines prescrites par les lois, et capables d'imposer, tant aux filles et femmes de débauche qu'à ceux qui les soutiennent et favorisent, pourquoi il requiert y être, par nous, pourvu en conséquence :

« *Article 1er.* — Faisons très expresses inhibitions et défenses à toutes femmes et filles de débauche, de raccrocher dans les rues, sur les quais, places et promenades publiques, et sur les boulevards de cette ville de Paris, même par les fenêtres, le tout sous peine d'être rasées et enfermées à l'hôpital, même en cas de récidive, de punition corporelle, conformément aux dites ordonnances, arrêts et règlements. »

En 1826, Debelleyme, procureur du roi d'abord et ensuite préfet de police, avait tenté de défendre aux filles de se montrer sur la voie publique, en dehors des habitations où elles étaient tolérées, car pendant la révolution aucune mesure n'avait été prise. Il est vrai que le Directoire avait adressé au conseil des Cinq-Cents (le 17 nivôse an IV) un message dans lequel il se préoccupait, sinon d'anéantir, du moins d'empêcher par des pénalités nouvelles le développement des scandales. « Les mœurs sont, citoyens législateurs, y était-il dit, la sauvegarde de la liberté, et sans elles, les lois, même les plus sages, sont impuissantes. L'austérité, en doublant les forces physiques, donne à l'âme plus de vigueur et d'énergie. Il importe donc d'arrêter, par des mesures fermes et sévères, les progrès du libertinage qui, dans les grandes villes, particulièrement à Paris, se propagent de la manière la plus funeste pour les jeunes gens et surtout pour les militaires. » Aucune loi spéciale ne fut votée.

La loi du 19 juillet 1791, dans son article 334, est formelle ; il vise : « Quiconque aura attenté aux mœurs en excitant, favorisant ou facilitant habituellement la débauche ou la corruption de la jeunesse de l'un ou de l'autre sexe au-dessous de 21 ans. »

III

LA PROSTITUTION ACTUELLE

III

LA PROSTITUTION ACTUELLE

« Il ne faudrait pas croire, dit M. Desmazes (*Le Crime et la débauche à Paris*), en voyant une diminution dans le nombre des maisons officiellement connues, que la débauche sente les rangs de son armée s'éclaircir. Loin de là ; mais la prostitution ouverte, reconnue, perd du terrain pour faire place à une prostitution plus dangereuse encore, la prostitution libre, exercée sans contrôle ; de jour en jour s'augmente le nombre des femmes qui tiennent boutique ouverte de plaisirs dangereux, en conservant toute liberté d'allures, en évitant toute surveillance. Le nombre des maisons et filles diminue, et dans certains quartiers, chaque logis meublé n'est à vrai dire qu'une maison de filles, dont la porte s'entr'ouvre chaque soir, pour livrer passage à des quêteuses d'hommes.

« C'est ainsi que chaque jour donne naissance à ces établissements étranges qu'on décore du nom de café, de brasserie, et où le service est fait par des filles, dont l'influence est d'autant plus grande sur les consommateurs que leur véritable profession, la prostitution, se dissimule sous l'apparence trompeuse d'une occupation plus régulière. »

Les instructions qui visent la prostitution clandestine sont courtes et simples, elles s'appliquent encore aux filles inscrites, elles émanent de M. Gigot, préfet de police en 1878.

Lorsqu'une maison suspecte est signalée comme lieu de prostitution clandestine, le chef de la police municipale fait une enquête et ensuite fait donner, par le chef de la première division, un mandat de perquisition, en vertu duquel on peut, avec l'assistance du commissaire de police du quartier, visiter, de jour ou de nuit, la maison incriminée.

Lorsqu'une fille, ayant l'autorisation de loger en garni, est surprise en état de prostitution, dans le garni où elle loge, elle est arrêtée, car l'autorisation dont elle est munie ne vise qu'un asile pour elle. Seulement elle peut éviter cette conséquence si elle habite avec un individu, en état de concubinage, ce qui peut être établi par le relevé du registre de police.

On demande aux agents, en ce qui concerne les filles insoumises, au point de vue de leur surveillance et de leur arrestation, une prudence excessive. Ils ne doivent les appréhender qu'après constatation de faits précis et multipliés de provocation à la débauche ; à moins que la fille et l'homme n'avouent franchement. Il est aussi recommandé aux agents de ne pas user de subterfuges et de provocations.

Un fait de débauche privée n'étant pas suffisant pour autoriser l'arrestation de celle qui s'y livre, il est nécessaire, pour constater les faits habituels de débauche publique, de se livrer aux recherches les plus minutieuses pour vérifier si la demeure, d'une fille venant d'être arrêtée, est bien exactement celle indiquée. C'est pourquoi une femme, trouvée dans un garni avec un homme, n'encourt point une arrestation, si elle est en relation habituelle avec celui qui l'accompagne. Si une femme est trouvée seule, elle ne peut être arrêtée, quel que soit le lieu de la découverte.

Pour les filles inscrites, les agents ont le droit d'exiger la représentation de leur carte, afin de s'assurer de leur exactitude à la visite.

Les agents des mœurs ont, en outre de leurs attributions de la recherche et de la surveillance des prostituées, à s'occuper de la pédérastie.

Le service administratif, dans ses instructions, porte sur l'examen des pièces, sur l'interrogatoire auquel se livre le commissaire au bureau des mœurs, lequel doit soumettre à une commission spéciale le cas des filles insoumises majeures qui refusent leur inscription et la position à examiner avec les familles des filles mineures.

Dans ces instructions, il est adressé une recommandation au service médical. Celui-ci doit s'abstenir de procéder à une visite corporelle, s'il y a résistance de la fille, l'affaire est, dans ce cas, soumise au préfet.

Voici le fac-similé exact de la carte personnelle des prostituées soumises aux visites médicales.

19...... { ....
....

Les visites auront lieu le...... et les...... de chaque mois

Lorsque la visite tombera un dimanche ou un jour férié elle sera remise au lendemain.

Les jours fériés sont : le 1er janvier, le mardi gras, le vendredi saint, le lundi de Pâques, l'Ascension, le lundi de la Pentecôte, le 14 juillet, le 15 août, la Toussaint et la Noël.

Mois	1re quinzaine	Visa	2e quinzaine	Visa
Janvier ..	.....	....	.....	....
Février ..	.....	....	.....	....

La série des quinzaines continue au verso.

M. Félix Carlier, ancien chef du service du dispensaire à la Préfecture de police, a dit que « si l'on veut se rendre un compte aussi exact que possible de l'importance de la prostitution clandestine dans Paris et dans sa banlieue, il faut réfléchir que le nombre des soumises, arrêtées par la police, ne représente que la minime partie des filles qui ne vivent que de débauche. Le petit nombre des agents spéciaux chargés du service des mœurs (ils sont 30, seulement, sur la voie publique), l'immense étendue de Paris et de sa banlieue, les difficultés inhérentes à chacune des opérations, les précautions sans nombre à prendre, pour éviter, je ne dirai pas les erreurs, mais les moindres réclamations pouvant avoir même une apparence de fondement, les dangers que présente pour les agents chacune de ces opérations, tout cela fait qu'il n'y a pas une prostituée clandestine arrêtée sur cinq ou six qui méritent de l'être. »

M. Carlier évaluait le nombre des filles insoumises à 10.000 ou 11.000. Quant aux dangers de maladies vénériennes qui résulteraient de cette abondance de filles insoumises, le docteur Butte, médecin-adjoint du dispensaire, dans sa brochure *Syphilis et Prostitution*, affirme que ce n'est pas là la principale source de contagion.

« Un des principaux arguments des adversaires de la réglementation de la prostitution, dit-il, est qu'à Paris, où l'on estime à 30.000 le nombre des prostituées non inscrites (1890), 4.000 seulement étant soumises à la surveillance médicale, les efforts faits le sont en pure perte, puisqu'on n'a d'action que sur un chiffre tout-à fait infime de femmes. Mais si l'on peut admettre qu'il existe à Paris 30.000 femmes qui vivent de la prostitution, c'est-à-dire qui se livrent pour de l'argent, quelle est la personne non prévenue qui pourra croire que ces 30.000 femmes sont dans les mêmes conditions ? Qui croira que toutes elles se prostituent dans la même journée à une dizaine d'individus peut-être ? Car c'est là un des caractères des véritables prostituées inscrites et des insoumises de la Préfecture. Personne, évidemment ; car alors il faudrait admettre que chaque homme adulte de la capitale s'adresse plusieurs fois par jour à l'une de ces femmes. Les 4.000 à 5.000 *femmes surveillées* annuellement à Paris *sont les plus dangereuses*, ce sont celles qui subissent un grand nombre de contacts journaliers ; parmi les 30.000 clandestines, en admettant ce nombre, tout à fait hypothétique, il en est un certain nombre qui vivent comme inscrites (insoumises) ; mais les autres, qui constituent la grande majorité, les femmes du demi-monde, les femmes entretenues qui, assez souvent, n'ont qu'un amant à la fois, ne peuvent être dangereuses que vis-à-vis d'un nombre très restreint de personnes. »

Quant aux règlements qui concernent la prostitution, il a été édicté une série de prescriptions qui visent avec la visite sanitaire, d'autres préoccupations d'ordre particulier. Les filles reçoivent au moment de leur inscription, outre la carte dont nous avons donné le fac-similé, les instructions qui suivent :

PRÉFECTURE DE POLICE

1re DIVISION. 2e BUREAU. 3e SECTION

Obligations et défenses imposées aux femmes publiques.

Les filles publiques en carte sont tenues de se présenter une fois tous les quinze jours au dispensaire pour être visitées.

Il leur est enjoint d'exhiber leur carte à toute réquisition aux officiers et agents de police.

Il leur est défendu de provoquer à la débauche pendant le jour, elles ne pourront entrer en circulation sur la voie publique qu'une demi-heure après l'heure fixée pour le commencement de l'allumage des réverbères, et en aucune saison, avant sept heures et y rester après onze heures.

Elles doivent avoir une mise simple et décente qui ne puisse attirer les regards soit par la richesse ou la couleur éclatante des étoffes, soit par les modes exagérées.

La coiffure en cheveux leur est interdite.

Défense expresse leur est faite de parler à des hommes accompagnés de femmes ou d'enfants et d'adresser à qui que ce soit des provocations à haute voix, ou avec insistance.

Elles ne peuvent à quelque heure et sous quelque prétexte que ce soit se montrer à leurs fenêtres, qui doivent être constamment fermées et garnies de rideaux.

Il leur est défendu de stationner sur la voie publique, d'y former des groupes, d'y circuler en réunion, d'aller et venir dans un espace trop resserré et de se faire suivre ou accompagner par des hommes.

Les pourtours et abords des églises et temples, à distance de vingt mètres au moins, les passages couverts, les boulevards de la rue Montmartre à la Madeleine, les Champs-Elysées, les Jardins et abords du Palais-Royal, des Tuileries, du Luxembourg et le Jardin des Plantes leur sont interdits.

L'esplanade des Invalides, les quais, les ponts et en général les lieux déserts et obscurs leur sont également interdits.

Il leur est expressément défendu de fréquenter les établissements publics, ou maisons particulières où l'on favoriserait clandestinement la prostitution et les tables d'hôtes, de prendre domicile dans les maisons où existent des pensionnats ou externats et d'exercer en dehors du quartier qu'elles habitent.

Il leur est également défendu de partager leur logement avec un concubinaire ou avec une autre fille, ou de loger en garni sans autorisation. Dans le cas où elles obtiendraient cette autorisation, il leur est expressément interdit de se prostituer dans le garni.

Les filles publiques s'abstiendront, lorsqu'elles seront dans leur domicile, de tout ce qui pourrait donner lieu à disputes de voisin ou des passants.

Celles qui contreviendront aux dispositions qui précèdent, celles qui résisteront aux agents de l'autorité, celles qui donneront de fausses indications de demeure ou de noms, encourront des peines proportionnées à la gravité des cas.

Avis important. — Les filles publiques peuvent obtenir d'être rayées des contrôles de la prostitution sur leur demande, et s'il est établi par une vérification, faite d'ailleurs avec discrétion et réserve, qu'elles ont cessé de se livrer à la débauche.

IV

LA PROSTITUTION CLANDESTINE

IV

LA PROSTITUTION CLANDESTINE

Le docteur Martineau a fait un tableau saisissant de la prostitution clandestine, nous empruntons à ce savant professeur de Lourcine les exemples suivants.

C'est la prostituée de bas étage d'abord : Voici, dit-il, une figure de femme tirée de la galerie de Lourcine, si riche en documents humains de cette nature :

Elle a 24 ans, depuis longtemps déjà elle exerce son métier. Elle se tient le soir, dans le quartier de la Bastille, exigeant 3 francs de ceux qu'elle réussit à entraîner.

Les samedis, les dimanches et lundis, elle « fait » jusqu'à six amants de passage.

Elle conduit ses clients dans des hôtels meublés du quartier de la Bastille. Là, l'homme paie la chambre 2 francs.

Puis, suivant son expression, elle fait « des couchées » c'est-à-dire passe la nuit entière avec le premier venu, sinon elle finit la nuit aux Halles, où elle rencontre, dit-elle, des amants de toutes sortes, des maraîchers, des soupeurs avec lesquels elle fait des *passes* sur la banquette du cabinet particulier du restaurant de nuit. Le prix varie suivant la plus ou moins bonne apparence des individus ; 3 francs pour les casquettes, 5 francs pour les chapeaux de soie. Cela est textuel.

Elle avoue se livrer à la sodomie et au saphisme. Elle couche avec une autre femme ; enfin elle vit avec un ouvrier ou soi-disant tel, qui bénéficie de sa prostitution. Voilà une existence bien remplie. La figure n'est-elle pas complète ? Non ; il y manque un trait que j'y dois ajouter à l'usage des économistes sensibles qui prétendent que la femme adonnée à la prostitution clandestine fait moins de victimes que la prostituée inscrite.

Cette femme est libre : elle est syphilitique contagieuse. Dans cet état, entrée le 23 du mois, elle demande à sortir le 27. Elle exige cette sortie que ni l'administrateur de l'hôpital, ni le médecin n'ont le droit de lui refuser. Pourquoi ? parce que le 27 est un samedi, et que le samedi est, comme le dimanche, comme le lundi, un jour où elle est certaine de trouver à *turbiner* davantage.

C'est pendant cette période de trois jours, samedi, dimanche, lundi, que se fait à l'hôpital, par les soins des entremetteuses venant soit à la consultation, soit au parloir, le recrutement des prostituées.

De vieilles proxénètes emmènent les jeunes femmes chez elles ou leur y donnent rendez-vous. Le samedi est généralement le grand jour de ce trafic varié. C'est celui que les entremetteuses choisissent pour venir chercher les *extras* du dimanche, jour de presse dans les maisons de tolérance ; elles prennent les femmes même malades, et les renvoient le lundi, de sorte que la préfecture ne voit pas ces femmes.

Chez certains marchands de vin de quelques quartiers excentriques de Paris, les femmes gagnent quelquefois 12 et 20 francs par jour ! Une de mes malades racontait, en y mettant une certaine gloriole, qu'une semaine et par jour elle allait jusqu'à dix rencontres ! Le dimanche et jour de fête, elle allait jusqu'à vingt, le jour seulement, la nuit étant réservée le plus ordinairement à son souteneur.

Pour passer la nuit entière chez le marchand de vin, la femme paye 3 fr. 50 de prime. Il est des maisons où elle donne jusqu'à 5 francs.

Presque toutes ces femmes ont des souteneurs, ceux-ci sont généralement nourris par la femme chez le marchand de vin, y passent la nuit avec elle, quand elle n'a pas de clients. Dans ce cas, la femme paie la prime de nuit au patron.

. . . .

On peut dire qu'à Paris la femme galante est partout. La maladie la frappe moins souvent que la prostituée banale, mais elle est atteinte dans une proportion suffisante pour faire, parmi les hommes, un nombre assez notable de victimes.

Il est encore un groupe de femmes se livrant à la prostitution clandestine, parce que leur situation dans le monde ne leur fournit pas l'argent nécessaire pour satisfaire leur goût de luxe, leur amour effréné de la toilette, leur désir d'éclipser leurs compagnes, leurs amies ou leurs rivales. Il est des femmes qui dévorées des mêmes besoins les satisfont sans que l'entraînement du cœur ou des sens accompagne, explique leur dégradation ; il en est, puisqu'il faut le dire, qui, trouvant compromettant de prendre un amant nommé, en prennent un anonyme. Cet amant c'est tout le monde. Elles vont dans les maisons de passe, elles trouvent la mégère qui les dirige ; elles s'offrent à elle pour un prix qu'elles débattent, et elles se livrent pour ce prix au premier venu, comme la plus abjecte des prostituées.

Ces repaires, ces maisons bien connues du viveur parisien, des étrangers, des garçons d'hôtels, de cafés, de cercles, sont témoins d'autres transactions.

Un homme a remarqué, au théâtre, au Bois de Boulogne, dans la rue, une femme avec laquelle il désire entrer en relations ; il s'enquiert de son nom, de son domicile, va trouver la proxénète et lui demande si cette femme est à vendre.

Dans certains cas elle peut répondre affirmativement et livrer, à l'heure dite, suivant un prix débattu à l'avance, l'objet convoité.

...Dans certains cas elle demande du temps ; elle a besoin de prendre des renseignements, de s'enquérir notamment du genre de vie de la femme, de sa situation dans la société, de celle de son mari si elle est mariée, ou de celle de son amant si elle vit en concubinage et celle de leur fortune. Ces renseignements pris, une femme de chambre est chargée d'aller offrir un rendez-vous, elle se présente comme envoyée par la modiste ou la couturière et fait des offres, qui le plus souvent, hélas ! sont acceptés avec empressement.

Il y a, dans certaine rue, et c'est encore un récit personnel que je résume, dit le docteur Martineau, une maison, un appartement d'apparence ordinaire, tenu par une femme et sa fille. Le soir, on y joue aux cartes en attendant que les hommes viennent.

Toutes les après-midi, des femmes s'y présentent pour savoir si on ne les a pas demandées pour le soir. Quand elles ne viennent pas et qu'on a besoin d'elles, on va les chercher.

Le docteur Martineau continue son étude de la prostitution clandestine en indiquant le rôle que l'homme y joue :

C'est à lui qu'il faut rapporter la cause de la dépravation persistante de certains sujets qui, dégagés de son influence, auraient pu essayer de rentrer dans la voie régulière...

Je donnerai tout de suite un exemple de la façon dont s'y prennent les souteneurs pour entrer dans la confiance des femmes.

« J'ai, écrit une malade de Lourcine à l'une de ses amies, rencontré *un type* qui m'a prévenue de la présence des agents... »

Une autre est dans l'embarras, à cause de la fin du mois :

« Il n'y a pas de *galette* à gagner, écrit-elle ; comme c'est la fin du mois, j'ai risqué de me faire *emballer* samedi. Mais j'ai un *type* qui m'explique le meilleur endroit pour *turbiner* ; je l'ai trouvé au Jardin des Tuileries, nous avons causé de choses et d'autres, et, le soir, il m'a fait placer dans un endroit où l'on fait de la galette. Pour mon étrenne, on m'a soulevé mon porte-monnaie où il y avait 6 francs dedans. »

Quand le souteneur a entrepris et terminé à son gré l'éducation d'une femme, il exploite son sujet. Après avoir semé, il moissonne.

Très souvent, il tient la femme en chambre, plus souvent encore il la place dans une maison quelconque, brasserie, crèmerie, voire maison publique, et même de passe, où il vient périodiquement toucher le prix de son proxénétisme.

V

LE RECRUTEMENT DES FILLES

V

LE RECRUTEMENT DES FILLES

Le recrutement des femmes de maisons se fait de bien des façons. La plupart des filles qui viennent de subir l'inscription ont été engagées d'avance par les maîtresses de maisons. Quelques-unes sont même depuis longtemps en proie aux obsessions de ces femmes qui ne négligent rien, surtout dans les établissements riches, pour entretenir leur parc de gibier frais et attrayant.

Souvent ce sont des ouvrières ou des domestiques qu'elles ont trouvé moyen d recruter à l'hôpital en les entretenant, pendant leurs maladies, de soins et d'argent. Ces malheureuses contractent par là des obligations funestes qu'elles sont contraintes d'acquitter ensuite au prix de leur honneur. Flégier a donné là-dessus quelques détails assez exacts : « Les maîtresses de maisons soutiennent dans les hôpitaux et en particulier dans celui de Vincennes des prostituées sortant quelquefois de chez elles, lesquelles se lient adroitement avec les personnes de leur sexe, qui, par leur jeunesse, leurs agréments ou la tournure de leur esprit, pourraient convenir à la classe d'hommes accoutumés à fréquenter les établissements de celles qui les font agir. La courtière reçoit une prime qui varie de 50 à 100 francs. La fille engagée reçoit un objet de toilette quelconque, une robe, un manteau et de plus une gratification de

4 à 5 francs par semaine, pendant tout le temps qu'elle doit séjourner à l'hôpital.

« Les filles parmi lesquelles ce recrutement s'opère avec le plus de facilité sont des domestiques sans place ou des ouvrières qui, perverties depuis longtemps, n'ont d'autre ressource que la prostitution pour échapper à la faim et se procurer un abri au sortir de l'hôpital. »

Les mêmes émissaires se tiennent en observation aux abords de la prison de Saint-Lazare et lorsqu'une jeune fille est mise en liberté, elles lui offrent un refuge dans la maison qui les envoie. La malheureuse n'ayant ni asile, ni état, ni argent, accepte ce moyen qui s'offre à elle de sortir d'embarras.

On a longtemps cru que le plus grand nombre de filles publiques venaient de la province, c'est une erreur. Paris, le centre de l'industrie moderne, et par conséquent

5

de la misère, fournit toujours à la prostitution légale le plus fort contingent.

Paris met pourtant à contribution les provinces. « Il ne se présente jamais à Paris, dit Parent-Duchatelet, moins d'une prostituée par mois, ordinairement deux, jamais trois. » Aujourd'hui le nombre a certainement doublé.

Quelques-unes, en arrivant, entrent de plain pied au mauvais lieu ; d'autres le côtoient au contraire et l'évitent pendant quelques semaines avec énergie. C'est alors que les maîtresses de maison mettent en avant leurs proxénètes. Celles-ci ne négligent rien pour attirer leur proie. Ces misérables vieilles, qui chassent aux jeunes filles, ont mille ruses et mille pièges inimaginables. Elles emploient les caresses, les dehors honnêtes, quelquefois des avances d'argent, souvent même l'engagement dans ces maisons infâmes se fait par surprise et par trahison.

En province, le commerce des filles se fait aussi par courtage. On a pour cet usage des hommes qui courent la ville et la campagne, faisant le métier de maquignons. Il y a encore des femmes âgées qui savent attirer les filles des champs auxquelles la vie paternelle est dure, celles dont la virginité est pénible ou endommagée.

Avant de se faire inscrire au bureau des mœurs, celle qui se dévoue au métier s'est déjà proposée d'ordinaire devant une maîtresse de maison. Elle a subi sur les lieux une première visite attentive et sans voile, afin de faire voir ses avantages. Il va sans dire que la dame se montre plus ou moins difficile, selon les maisons. Il y a tels établissements qui prennent le rebut de leurs voisins, tandis que d'autres veulent à peine des filles qui sembleraient dans le monde très convenables.

Un des premiers soins de la fille à son entrée dans la maison fermée, c'est de changer son nom. Cette absence de nom réel est un premier caractère d'esclavage ; pour avoir un nom il faut exister ; et les filles publiques n'existent pas civilement.

Le second caractère est le manque absolu de toute propriété. Le mendiant a ses haillons, le sauvage a sa hutte, la fille n'a rien ; les vêtements qui la couvrent, la chemise même qui touche sa chair est à la maîtresse de la maison. Celle-ci enharnache ses prostituées pour le service comme des chevaux de louage. Rien ne lui appartient à la fille, ses habits sont à la maison de tolérance, son corps est à tout le monde, son âme au diable !

Encore la fille publique ne s'aperçoit-elle guère de ce dénuement, tant qu'elle est dans la même maison de débauche; mais c'est lorsqu'elle veut en sortir qu'elle rencontre une nécessité cruelle. Ce dénuement les maîtresses l'ont favorisé et provoqué pour assujettir plus aisément les filles à leur volonté à cause des débats continuels entre elles. S'il est des filles qui, par suite d'une querelle avec leur patronne, disparaissent de la maison, emportant, faute de hardes personnelles, les effets dont elles sont parées, cette soustraction est dénoncée à la police, qui fait arrêter les femmes auxquelles on l'impute, soit pour les obliger à restituer les effets qui ne leur appartiennent pas, soit pour les punir administrativement si la soustraction a le caractère de vol.

Les filles dites de maison ne retirent aucun fruit de leur prostitution journalière, que la nourriture et le vêtement. C'est un fait général qui ne souffre aucune exception, pas même dans les maisons de tolérance du premier degré, où certaines filles procurent aux maîtresses de ces maisons des recettes qui souvent ne sont pas inférieures à plusieurs milliers de francs par mois. Le seul argent qu'elles puissent recevoir leur vient du don personnel et en quelque sorte du pourboire que leur font les hommes. C'est ce qu'elles nomment *pour leurs gants.* Cette faible rétribution est le denier de la prostituée et pourrait devenir un jour le pécule propre à assurer son affranchissement, si elle savait le conserver ; mais l'état de dénuement étant la cause principale de la dépendance de ces filles, les maîtresses de maison ne négligent rien pour entretenir cet état. Un de leurs soins les plus assidus est d'empêcher ces créatures folles d'amasser, et de combattre chez elles l'économie comme un vice. Souvent même elles leur font des avances d'argent ou les poussent à contracter des dettes envers les fournisseurs de la maison. En un mot, la propriété étant pour la femme la seule sauvegarde contre la prostitution et le seul moyen d'en sortir, ces exploiteuses de chair humaine la combattent, par instinct, de toutes les armes qui sont en leur pouvoir.

Cette domination des maîtresses de maison étant un des supplices les plus constants des filles de joie, quelques-unes essayent de s'y soustraire, du moins en partie. Elles emploient pour cela le moyen d'affranchissement indiqué plus haut, ou encore se font payer par un amant généreux de quoi se libérer de leurs dettes et de passer à l'état de fille libre.

Elles vont alors habiter dans une maison garnie, on leur loue une chambre ordinaire 2 ou 3 francs par jour et même quelquefois plus, elles y sont souvent nourries. On conçoit que quelque gain que réalise la fille, il lui est difficile de subvenir à de pareilles charges.

Ces pensionnaires de mauvais lieux arrivent cependant à faire quelquefois des économies et à devenir des filles isolées. Mais il ne faudrait pas croire que ce mouvement d'ascension soit commun à toutes les prostituées. C'est au contraire le sort du petit nombre, de celles que la nature a généralement mieux servies ou que leur caractère économe, l'amour de l'ordre et quelquefois un reste de conduite ont mieux conseillées.

Généralement la perspective qu'a devant elle la fille insoumise ou la fille de maison, ce n'est pas de monter, c'est de descendre. Les prostituées jeunes, gentilles et de bonne mine débutent par les meilleures maisons ; mais chaque année, chaque mois leur enlève un attrait et marque une ride.

Le thermomètre descend ainsi en très peu de temps jusqu'à la laideur. La fille a suivi le mouvement rapide, allant de maison en maison, d'affront en affront, de quartier en quartier. Elle finit par *faire la porte*. Il faut quitter le *salon* pour courir dans la rue, courir par la pluie et par le froid, à demi-vêtue, il lui faut subir les affronts et les railleries de ses compagnes plus jeunes qu'elle, qui insultent à une décrépitude bien rapide, ces vieilles n'ont quelquefois pas 30 ans !

Les filles isolées forment l'aristocratie des prostituées. Elles affectent de dédaigner les filles de maison, qui s'en vengent à leur tour sur les filles insoumises. Comme ces malheureuses ont appris des hommes le mépris, elles se le repassent de l'une à l'autre. Le fardeau de la honte descend, descend toujours et ne s'arrête de la sorte qu'à la pierreuse ou à la fille à soldats.

VI

CAUSES DE PROSTITUTION

VI

CAUSES DE PROSTITUTION

D'après Parent-Duchatelet, c'est toujours à la misère qu'il faut rapporter les motifs qui décident les filles à se livrer à la prostitution ; il cite une statistique du temps d'après laquelle : 1440 y auraient été poussées par dénuement absolu ; 1250 par la mort de leurs parents ou l'expulsion de la maison paternelle ; 289, toutes domestiques, séduites par leurs maîtres et renvoyées par eux ; 1425, simples concubines pendant un temps plus ou moins long, ayant perdu leurs amants et ne sachant que devenir. Chez quelques-unes les motifs de la prostitution étaient en quelque sorte héroïques ; 37 s'y dévouèrent pour soutenir des parents vieux et infirmes ; 29, aînées de familles, n'ayant ni père ni mère pour élever leurs frères et leurs sœurs en bas âge, quelquefois même des neveux et des nièces ; enfin 23 femmes veuves ou abandonnées pour alimenter une nombreuse famille.

Il est évident que pour presque toutes les prostituées, la misère sous différentes formes est la cause dominante de l'abjection où elles tombent. Un quart de ces malheureuses appartiennent à la classe des enfants naturels. La couturière fournit encore le principal contingent, son gain de travail n'est pas suffisant pour équilibrer ses dépenses, singulièrement augmentées par ses goûts de luxe et de toilette ; si elle est gentille, elle y ajoute de nuit un autre travail; de chute en chute, cette besogne la conduit tôt ou tard jusqu'à la prostitution. D'autres femmes de Paris qui s'étaient jusque-là maintenues en moyenne vertu tombent tout à fait dans le vice par des accidents nés de leur imprévoyance. Les filles entretenues, par exemple, se trouvent quelquefois dans la position de cette sainte qui, n'ayant plus d'argent pour acquitter le passage d'une rivière, livra son corps au batelier. On en a vu payer ainsi de leur personne des cochers de remise après une demi-journée de louage. Le cocher accepte cette valeur en grognant et faute de mieux. Elles usent de la même monnaie, dans les temps de crises, pour régler leurs comptes avec leurs fournisseurs. Or ces malheureuses ne tardent pas à engager tout à fait leur liberté dans ces règlements bizarres, qui les approchent de plus en plus de la prostitution.

Plusieurs filles qui tiennent, pour la forme, des boutiques de revendeuses à la toilette, où à propos de gants, de cravates, de bretelles et cols, de parfumerie, elles trouvent moyen de débiter leurs charmes, finissent, leur industrie étant à bout, par se livrer tout entières et sans restriction aucune au métier de prostituées.

Enfin on trouvera, au dernier degré de l'échelle des femmes vivant sur les produits de leurs attraits, une classe de filles vagues qui forment le passage naturel entre la débauche et la prostitution. Si profond en effet que soit l'abîme qui sépare ces deux formes de vice, la femme y descend par des progrès, ou, pour mieux dire, par des dégradations insensibles.

On en a bien vu quelques-unes succomber sous le coup d'accidents brusques, comme la mort d'un protecteur ou d'une amie; mais ce sont heureusement des exceptions. En général les filles ne viennent que lentement et par degrés jusqu'à l'extrémité du mal. Elles se maintiennent encore quelque temps à l'état de courtisane, de maîtresse, de femme galante, de moins encore ; elles côtoient ainsi l'abîme sur un chemin glissant, jusqu'au jour où les dettes, la faim, l'occasion, les y poussant, elles tombent.

Il existe encore d'autres causes à la prostitution, c'est que plusieurs de ces filles ont hérité de leurs parents des goûts de crapule, de libertinage, d'ivrognerie et de débauche qui les font repousser du monde ; conçues au milieu de l'orgie, la plupart ont la prostitution dans le sang.

Celles-là conservent pour le métier des penchants de famille qu'il leur est très difficile de dompter ; à la première attaque un peu sérieuse elles cèdent, et il suffit presque toujours d'une vieille un peu habile pour les embaucher dans le mal. C'est en ce sens d'hérédité, qu'on pourrait dire qu'il existe une race de filles publiques !

On connaît encore la mobilité du caractère des femmes, qui les pousse souvent à leur perte par des coups de tête et des accès de désespoir ; il nous a été donné de voir par nous-même un de ces cas ; à Alger un soir très tard, nous fîmes la rencontre, dans une petite rue, d'une femme encapuchonnée qui nous pria de lui indiquer une ruelle qu'elle cherchait en vain dans le quartier. Or cette ruelle, cette impasse, plutôt, avait une seule maison s'ouvrant sur son pavé, et cette maison était un lieu de prostitution bien connu. Pressée de questions cette malheureuse nous avoua en pleurant, qu'étant maltraitée par son mari ivrogne et brutal, qui ne lui donnait même pas de quoi subsister, elle était partie de son logis et dans un coup de tête, venait pour s'engager parmi les pensionnaires de la maison publique de l'impasse. Cette femme était d'ailleurs jeune et jolie. Combien de vertus, jusque-là intactes et toutes blanches, se sont laissées aller au désespoir et sans réflexions précipitées dans la gueule du monstre !

Quelques-unes s'y engloutissent précipitamment après une première faute et une grossesse, par suite de la rigueur outrée de leurs parents, devant qui elles n'oseraient plus se rencontrer.

On croit communément que le mépris exagéré du vice sert de sauvegarde aux bonnes mœurs ; ceci ne se trouve pas toujours vrai dans la pratique. Il en est souvent de la prostitution chez les femmes, comme de toutes les infamies avec lesquelles les hommes se familiarisent peu à peu, et d'autant plus vite que le jugement public se montre plus sévère à leur égard.

Une fille commet une première faute, puis une seconde ; elle est déjà perdue aux yeux du monde. Dès lors les degrés du déshonneur ne comptent plus à ses yeux ; qu'est-ce qu'un pas de plus ou de moins dans une voie toute marquée par l'opprobre ? A force d'essuyer de mauvais traitements, elle y devient moins sensible; elle s'accoutume bientôt à regarder l'affront comme une sorte de compensation de son état, qui la met en droit de continuer. Elle sera méprisée, soit ; elle est faite pour l'être. C'est son métier, son sort, elle arrange sa vie pour cela. La traiter en fille perdue et méprisable, c'est dans ses idées l'autoriser à l'être.

Ceci est l'histoire de beaucoup de prostituées. Plusieurs ont fait leur malheur par bravade; elles se sont jetées tête haute dans l'ignominie, pour ne pas faire mentir le jugement du monde qui les condamnait déjà comme si elles eussent été alors ce qu'elles sont. A force de retourner les yeux en arrière et de regarder le châtiment, elles les ont portés en avant et ont regardé la vengeance ; mais par malheur, c'est sur elles seules qu'elles se vengent.

Un autre défaut qui perd encore les jeunes filles, c'est la paresse. Il faut l'avouer, il y a parmi les femmes certaines natures qui ne sont point faites pour le travail des mains. Ce sont généralement les plus portées aux plaisirs des sens.

Les peuples d'Orient ont tous compris cette vérité, eux qui ne se servent guère des femmes que comme de joyaux précieux et inutiles. Or, ces goûts d'oisiveté acquièrent dans certaines jeunes filles une force telle qu'il est presque impossible de les dompter. Toute tâche imposée les ennuie, les dégoûte, les rend malades. Quand cette paresse s'attaque à des jeunes personnes riches, ce n'est pas un grand mal, la mère en est quitte pour gronder doucement et sans effet son héritière ; mais, lorsque ce dégoût du travail tombe sur des filles pauvres qui n'ont que leurs doigts pour vivre, il arrive que ces malheureuses vont ramasser quelque part dans la fange un morceau de pain souillé et amer qu'elles sont incapables de gagner. Il y a dans chaque maison de tolérance deux ou trois jeunes filles qui avouent avoir été amenées à cet état par une horreur innée du travail des mains et par une nonchalance insurmontable.

Presque toutes ont été d'abord victimes d'un premier amour mal placé. Une fois perdues d'honneur aux yeux du monde et à leurs propres yeux, abandonnées de celui qu'elles aimaient, elles ont loué à d'autres ce qu'elles lui donnaient gratuitement et de tout cœur.

Les suites de l'amour sont d'ailleurs bien

plus funestes dans les classes pauvres que dans les classes riches. Une jeune personne de bonne famille, trouve toujours, après une faute, à se faire épouser de son séducteur pour son nom et sa fortune. Mais une foie déshonorée, la fille du peuple a perdu la seule dot qu'elle avait reçue en naissant ; il ne lui reste plus qu'à servir, sous le nom de *maîtresse*, aux plaisirs d'un homme qui la paie, la méprise et la bat souvent. Il suffit donc pour l'entraîner si bas d'un premier regard indiscret, d'une première parole entendue avec complaisance et en souriant, d'une première caresse tolérée, toutes choses que les femmes du monde se permettent souvent sans danger ; tant la fortune crée pour la femme, indépendamment de sa conscience, une sorte de défense naturelle contre les dures nécessités de la vie.

Toutefois, la vraie cause de la prostitution, si l'on y regarde de plus près, c'est l'homme.

Qu'il n'y ait pas des hommes qui achètent, il n'y aura pas des femmes qui se vendent. Dans presque tous les cas, l'homme a été l'agent et pour ainsi dire l'auteur du mal ; c'est lui qui a fatigué de son ombre dans la rue le pas svelte et timide de la jeune ouvrière encore pure ; c'est lui qui a fait briller devant les yeux coquets et éblouis de ces pauvres folles ce miroir aux illusions ; c'est lui, toujours lui, qui, de faux pas en faux pas, payant quelquefois, flattant sans cesse, promettant encore plus, a entraîné la jeune fille séduite jusqu'aux bras immondes du public, pour s'en détourner ensuite avec dégoût.

On a beaucoup déclamé contre l'abjection de ces filles parasites, qui vivent sur les deniers de l'homme. Sans vouloir les défendre, nous ferons simplement observer que cet état est une suite de l'impuissance où se trouve la femme de subvenir par ses propres forces à ses moyens d'existence. Si haut que nous remontions dans l'histoire, nous voyons le sexe faible tendre la main au sexe fort, pour en recevoir du secours.

Tamar, dans la Bible, dit à Juda : « Que me donneras-tu afin que tu viennes vers moi ? » Juda lui répond : « Je t'enverrai un chevreau d'entre les chèvres du troupeau. » Ce don était en rapport avec les mœurs pastorales des premiers temps. Le caractère défiant des prostituées se montre dans la suite du dialogue : « Me donneras-tu des gages, jusqu'à ce que tu l'envoies ? »

Ne voilà-t-il pas bien la fille publique avec ses exigences? Ces goûts rapaces tiennent d'un côté à sa condition, qui continue pour elle les mœurs de l'esclavage ; et de l'autre à sa nature de femme qui lui fait constamment sentir la nécessité de s'appuyer pour vivre à une main étrangère.

Les femmes mariées ont reçu une bonne fois dans la dot de leur famille ou de leur époux, le secours que la prostituée est contrainte de mendier chaque jour en détail. Comment d'ailleurs s'étonner du caractère avide de cette créature, quand on voit des femmes du monde, dans une position riche et heureuse, se servir de leur sexe, de leur beauté, de leur esprit, afin de se faire payer des voitures, des loges de théâtre, par de pauvres jeunes amoureux dont elles flattent les espérances ? Toute la différence entre la conduite de ces femmes et celle des filles, est que ces dernières donnent du moins quelque chose en échange de ce qu'elles reçoivent, tandis que les autres se font payer des faveurs que souvent même elles n'accordent pas.

VII

CARACTÈRE DE LA FILLE DE JOIE

VII

CARACTÈRE DE LA FILLE DE JOIE

Une partie des obstacles à l'affranchissement d'une prostituée vient de l'administration. Une fille réussit-elle à sortir de son infâme métier, il lui faut d'abord obtenir sa radiation sur le registre de la préfecture ; cette formalité entraîne, pour la fille et pour celui qui la retire du mauvais lieu, des démarches humiliantes. La radiation ne s'accorde d'ailleurs que lentement, après un temps d'épreuve assez long et durant lequel la femme, quoique retirée de la prostitution, continue de subir toutes les servitudes administratives. Encore cette rature à la plume une fois obtenue, ne fait-elle que couvrir une tache, elle ne l'anéantit pas ; le souvenir reste, le nom, quoique noirci, se montre toujours aux yeux exercés des inspecteurs. Ce n'est pas tout : la dame de maison, irritée, invente mille moyens pour la ressaisir. Elle craint d'ailleurs que ce *mauvais exemple* ne soit suivi des autres filles et que l'on ne déserte le métier. D'abord elle profite de la jalousie naturelle aux autres filles lorsqu'elles voient une de leurs compagnes essayer de se relever de l'ignominie ; elles ne manquent jamais lorsqu'elles la rencontrent de l'invectiver, poussées qu'elles sont par la patronne. Si elle est au bras d'un homme, ces filles affectent de passer devant elle avec des rires et des regards familiers qui disent tout haut : nous te connaissons.

Pendant ce temps la maîtresse écrit ou fait écrire des lettres à la préfecture, des lettres qui mettent en doute la conversion de la fille récemment sortie. Plusieurs filles adoptées par des gens tranquilles ont été souvent ainsi arrêtées trois et quatre fois, quoiqu'elles menassent une vie parfaitement calme.

Comme nous l'avons déjà dit, les maîtresses de maisons sont au premier rang des obstacles à la sortie des filles, autant par les embûches dont elles entourent la maison de tolérance, que par les moyens intérieurs déjà indiqués. Rien ne leur coûte pour entretenir leurs esclaves dans une oisiveté abrutissante. Elles ont recours pour cela aux sensualités de la table et aux attraits de la promenade, quand elles ne rencontrent pas dans la mollesse naturelle à ces malheureuses des dispositions suffisantes pour le repos et la nonchalance.

La journée des filles se passe, à part le travail que l'on sait, à ne rien faire. Elles se lèvent vers onze heures ou midi pour déjeuner. Quelques-unes le prennent dans leur lit. Celles qui descendent offrent dans leur toilette négligée tous les signes de la plus grande paresse Après le déjeuner, elles remontent dans leur chambre ou se visitent entre elles pour tuer le temps. Couchées sur des lits ou sur des meubles, en peignoir, les pieds nus, la tête renversée et encore toute noyée de sommeil, elles présentent le spectacle de la plus dégoûtante fainéantise. Quelques-unes dans certaines maisons travaillent bien à des broderies, ou à quelques ouvrages de couture, mais c'est toujours contre le gré de la patronne, qui, si elle ne s'y oppose pas formellement, n'en cherche pas moins à détourner ces filles de semblables tâches ; ces dames n'aiment pas non plus celles qui lisent ; cela, disent-elles, les fait réfléchir. En général donc, et à part quelques exceptions fort rares, la condition de la prostituée est l'oisiveté.

Les bons sujets pour les maîtresses de maison sont les filles bien dissolues, parce que celles-là du moins restent longtemps en métier. Aussi ces femmes ne négligent-elles rien pour choyer et pour nourrir chez les prostituées quelques vices bien tenaces qui les empêchent de rentrer dans le monde.

Un autre obstacle étranger à la fille, c'est le manque radical de propriété, et, qui plus est, du moyen de l'acquérir. La fille publique reste dans la maison de tolérance et dans la prostitution, parce qu'en dehors de cette ignominie il n'y a pour elle d'autre perspective que de se faire ramasser dans la rue comme une mendiante ou une vagabonde.

Les obstacles qui viennent de la femme elle-même, ce sont, en général, les mœurs qu'elle contracte dans son métier.

Le mauvais lieu a, en effet, son caractère, son parler, ses goûts, ses habitudes dont les filles ne peuvent plus guère ensuite se défaire. Elles ont beau vouloir après cela se laver, la fange tient désormais à leurs mains comme le sang à celles de Pilate.

Un des vices les plus inhérents surtout chez les prostituées de bas étage, c'est l'ivrognerie ; mais si hideux que soit ce vice chez la femme, on hésite à lui en faire un reproche quand on remonte à la cause du mal. « Tous les renseignements que j'ai pris, dit Parent-Duchatelet, prouvent qu'elles ont commencé à boire pour s'étourdir. »

L'immoralité profonde de quelques-unes ne contribue pas moins à leur fermer pour toujours les portes de la société. On a signalé certains des penchants ou plutôt certaines des complaisances contre nature qu'on obtient des filles à prix d'argent, mais on s'est singulièrement trompé en disant, comme Parent-Duchatelet, qu'elles en rougissent toujours devant les étrangers ! Or, il faut bien comprendre que ce sont des visiteurs officiels, qu'on entend par *étrangers*, et que ceux-ci ont pris pour des habitudes constantes ce qui n'est souvent, chez les prostituées, que l'effet d'une retenue empruntée au caractère de celui qui les interroge. Du reste les passants nocturnes les plus naïfs savent qu'aux abords de certains quartiers les filles rôdeuses poursuivent les hommes de leurs grossières instances; que, si l'homme leur résiste, attribuant alors ce refus à des exigences secrètes, elles vont augmentant à chaque pas leurs propositions jusqu'au dernier degré de cynisme.

Nous n'en finirions pas si nous devions décrire tous les défauts des prostituées. L'abjection, l'abrutissement, l'ivrognerie, la paresse, la prodigalité, la violence, sont leurs apanages ordinaires.

Le dégoût qu'on a des filles tient en grande partie aux maladies dont elles sont particulièrement atteintes. La menace en est continuellement suspendue sur chaque fille publique. « Une prostituée, a dit Béraud, n'est jamais sûre en se levant, de ne pas se coucher le soir, gangrenée. »

S'il est des obstacles graves qui reculent et rendent impossible son affranchissement, il y a quelquefois chez elle de bons sentiments.

Le sentiment religieux n'est jamais éteint chez la prostituée. Il reparaît, au contraire, et sans cesse sous mille formes.

On la voit faire le signe de la croix devant un enterrement qui passe ; le jour des Rameaux, un rameau bénit à sa ceinture, payer des messes afin que son amant ne la quitte pas, faire brûler des cierges autour d'une madone pour guérir un enfant malade. Duchatelet en cite une qui refusa un rendez-vous dans une église. Il paraît, au reste, que ce sentiment religieux n'abandonna en aucun temps les filles de mauvaise vie. A Rome elles fréquentaient immodérément les temples. Il est à remarquer que des trois femmes avec lesquelles Jésus-Christ entra en conversation, selon l'Evangile, deux étaient des filles folles qui avaient fait ou faisaient encore commerce de leur corps ; la troisième était adultère.

Nous avons vu, en Espagne, des prostituées voiler les saintes images qu'elles avaient dans leur chambre, lorsqu'elles se livraient au coït !

Mais une vertu singulière aux prostituées et qu'elles pratiquent presque toutes de tout cœur, c'est la charité. Elles se visitent mutuellement à l'hôpital, se cotisent pour fournir des vêtements à celles qui doivent sortir et qui se trouvent dans une nudité absolue, il est rare qu'elles repoussent la main des pauvres.

La pudeur elle-même (qui le croirait !), le sentiment de la pudeur ne s'efface pas entièrement chez les prostituées ; seulement elles se font une pudeur à elles. On en a vu rougir de confusion et de dépit, lorsque la sous-maîtresse de l'établissement ouvrait par mégarde la porte de leur chambre à un étranger, avant que leur toilette fût tout à fait réparée.

L'homme qui paye le droit de passe est le mari de la fille, mari multiple qui se renouvelle sans cesse, mais avec lequel elle n'éprouve aucun embarras. Elle *fait son devoir* avec lui, son devoir de prostituée, elle ne voit à cela aucun sujet de honte. Si elle rougit devant un autre, c'est qu'elle n'est plus dans l'exercice de ses fonctions, et que là où le métier cesse, la pudeur de la femme se rencontre toujours un peu.

Les prostituées se montrent fort sensibles dans le tête à tête aux moindres marques d'estime ou d'honnêteté ; on a observé qu'elles éprouvent surtout de la reconnaissance pour les jeunes gens qui, par un certain respect de la femme, s'abstiennent de les tutoyer.

C'est surtout au dispensaire que les filles publiques donnent des marques de pudeur accidentelle et momentanée. Pour peu qu'elles se sentent regardées lorsqu'elles vont entrer, elles rôdent autour du local, la rougeur au front, enfin elles se décident à entrer, elles le font avec la rapidité de l'éclair; elles n'entrent pas, elles disparaissent; quelques-unes viennent en fiacre; elles ont soin, pour ne pas être vues, d'abaisser les stores.

Mais si les prostituées sont si en dehors de la société, elles y rentrent quelquefois à notre insu, toutes les fois qu'un généreux sentiment les saisit au cœur. Ce sentiment est celui de la maternité.

Une fille mère devient à l'instant même à ses propres yeux et aux yeux de ses compagnes une femme grave, sérieuse, et presque honnête. Les travaux de la grossesse qui affligent souvent les autres mères la réjouissent et lui inspirent un noble orgueil. Les couches se font à l'hôpital avec toute sorte de dévotion, de courage et d'allégresse.

Qui s'imaginerait que c'est dans cette

classe de femmes dégradées que l'on trouve les exemples les plus héroïques d'amour maternel! Quelques-unes ont été jusqu'à se retrancher le nécessaire ou jusqu'à continuer leur état au-delà du terme fixé par leurs résolutions, uniquement pour payer les mois de nourrice de leur enfant.

Mais la nature, qui ne souffre jamais qu'on viole impunément ses lois, accorde rarement à ces malheureuses la satisfaction de devenir mères. Exposées à mille causes abortives, les prostituées amènent bien rarement à terme le fruit de leurs entrailles.

Un sentiment qui restaure aussi par moment la prostituée, c'est l'amour. Si souillée qu'elle soit, si fréquentée par la foule, si déflorée à la surface par ce travail banal et ce commerce de chaque nuit, elle conserve au fond du cœur un besoin d'affection ; la fille aime un homme à travers tous les autres hommes. A celui-là un reste de jeunesse, de volupté et de pudeur; à celui-là les baisers soudains, les caresses gratuites ; à celui-là des virginités folles et singulières.

Cet amour prend quelquefois un caractère sombre et sauvage comme les mœurs des hommes et des femmes qu'il approche. C'est en effet dans ces régions basses et ténébreuses de la société qu'on rencontre l'énergie des sentiments développée avec une sorte de fureur.

On en a vu donner tout leur argent aux pauvres, cet argent si chèrement gagné, pour la grande joie d'avoir trouvé un homme qui leur plaisait ; d'autres renonçaient, pour lui être agréable, à l'ivrognerie, aux jurements, à la gloutonnerie et aux autres défauts du métier. Enfin la jalousie, chose étrange ! les tient en amour, comme les autres femmes. On en a vu s'exténuer, maigrir, tomber en langueur et en démence, parce que leur amant leur avait fait des traits. Elles lui reprochent hautement alors son inconstance en lui *vantant leur fidélité!*

Ces pauvres femmes qui ont épousé le genre humain trouvent ce mari-là trop banal; il leur faut un cœur à elles seules, un cœur où se répandre, il leur faut un soutien. Malheureusement le roseau où elles s'appuient ne tarde pas à les blesser; elles donnent de l'amour, et on leur rend le mépris, les coups, les soufflets. Plusieurs entrent ainsi à l'hôpital toutes saignantes; une fois guéries, elles courent de nouveau vers leur gracieux bien-aimé pour lui demander pardon, à deux genoux et à mains jointes, d'avoir été battues!

Ce grand besoin d'amour vient de ce que chez les prostituées il se trouve en elles-mêmes une source de tourments inépuisables : toutes ont un vide dans le cœur. Cette soif d'aimer, qu'une volupté grossière, brutale et désordonnée n'a pas su satisfaire, rend la fille vague et errante. Elle ne peut guère se tenir plus de deux ou trois mois dans la même maison. On la voit flotter souvent dans Paris, agitée, sombre et inquiète, cherchant un nouveau gîte. Elle va d'un quartier à un autre. Tous les ruisseaux la connaissent, toutes les bornes l'ont heurtée, tous les murs des maisons de Paris savent son ombre. Elle semble vouloir se fuir elle-même.

Généralement les filles souffrent du plaisir des autres ; elles souffrent de l'abandon, elles souffrent de l'amour, elles souffrent encore du mépris. Il n'y en a pas une seule, si cuirassée qu'elle soit par l'habitude du métier, qui ne sente vivement au cœur l'aiguillon des injures auxquelles nous les voyons continuellement en butte sur le pavé des rues. On ne saurait trop le dire, la fille de joie souffre. Cette foule solitaire et brutale qui la fréquente chaque soir lui dépose au cœur un vide immense. Quand elle se trouve ensuite seule en présence d'elle-même, l'abandon, l'ennui, l'abattement, le remords, lui ôtent le peu de forces que la débauche lui avait laissées ; elle ferme la paupière et s'endort pesamment sur ses maux !

La perspective la plus sûre de la fille de joie c'est l'hôpital ; elle y entre sans murmurer. La maladie est presque sur toutes d'un effet austère. La mort se montre moins dure aux filles qu'aux reines et aux vierges. Presque toutes se jettent dans ses bras avec confiance. L'homme noir reçoit leur dernier souffle et leur dernier aveu. Cet aveu se réduit toujours à quelques mots : « J'ai aimé, j'ai eu faim, je me suis vendue ! »

Il faut les plaindre, chose qu'on ne fait généralement pas, comme nous dit le poète :

Vous ne les plaignez pas, vous, femmes de ce [monde,
Vous qui vivez gaîment dans une horreur pro- [fonde,
De tout ce qui n'est pas riche et beau comme vous.
Vous ne les plaignez pas, vous, mères de famille
Qui mettez un verrou aux portes de vos filles,
Et cachez un amant sous le lit de l'époux.
Vos amours sont vivants, dorés et poétiques,
Vous le dites, du moins, vous n'êtes pas publi- [ques.
Vous n'avez jamais vu le spectre de la faim,
Soulever en chantant les draps de votre couche,
Et de sa lèvre blême effleurant votre bouche,
Demander un baiser pour un morceau de pain !

TABLE ANALYTIQUE

TABLE ANALYTIQUE

Pages.

IMPRIMERIE F. DEVERDUN, BUZANÇAIS (INDRE).

BIBLIOTHÈQUE POPULAIRE

DES

Connaissances médicales

Collection à 1 franc le volume

La Collection que nous publions sous le titre de **Bibliothèque populaire des Connaissances médicales,** *remplit un but de vulgarisation d'un intérêt saisissant. Le résumé analytique des matières contenues dans chaque volume que nous donnons ici en fera saisir toute l'importance.*

Dégagé des termes techniques, le texte de ces ouvrages, tout en conservant une précision absolument scientifique, est remarquable par la netteté de la rédaction, ce qui le met à la portée de tous.

N° 1

La Blennorrhagie

Causes. — Fréquence. — Mode de contagion. — La Blennorrhagie chez l'homme. — Son début, sa marche et sa durée. — Balanite et Balano-posthite. — Paraphimosis. — Orchite. — Blennorrhagie chez la femme. — Uréthrite. — Vulvite. — Vaginite. — Végétations. — Complications de la Blennorrhagie. — Rhumatisme et ophtalmie blennorrhagiques. — Rétrécissements. — Rétention d'urine. — Goutte militaire. — Le Gonocoque.

N° 2

LA SYPHILIS

Historique. — La virulence. — Le chancre infectant. — Les plaques muqueuses. — Le mode de contagion. — Les degrés. — Accidents consécutifs. — Hérédité. — Infection de l'enfant sans contagion pour la mère. — Infection de l'enfant par l'allaitement. — Infection de la nourrice. — Immunité des syphilitiques de la syphilis par l'hérédité. — Traitement.

N° **3**

L'ONANISME CHEZ L'HOMME

Historique. — Les causes — L'onanisme solitaire. — L'onanisme en commun. — Manualisation. — Onanisme buccal. — Caractère des masturbateurs. — Influence de l'onanisme sur les facultés intellectuelles. — Ses effets sur le système nerveux. — Maladies engendrées par l'onanisme. — Amaigrissement, névralgies, palpitations, apoplexie, paralysie, satyriasis, pertes séminales, impuissance, stérilité, perte de la vue et de l'ouïe. Abrutissement général.

N° **4**

La Masturbation chez la Femme

Le saphisme. — Le clitorisme. — La masturbation par des corps étrangers, par frottements. — Les ménages de tribades. — Leur jalousie. — Le dégoût de l'homme, la prostitution chez les tribades. — Lettres de thribades. — Les maisons clandestines d'amour lesbien. — Les tribades intermittentes. — Les désordres de la masturbation. — Fureur utérine. — Leucorrhée. — Métrite, stérilité, affections nerveuses, troubles de l'intelligence. — Déformation des organes féminins. — Sodomie chez la femme. — Le saphisme bestial.

Collection à 1 franc le volume

N° 5

LA PÉDÉRASTIE

La prostitution pédéraste, le chantage, exemples. Les mœurs des pédérastes, caractères extérieurs. — Pédérastes actifs et passifs. — Observations médico-légales. — Les signes de la pédérastie. — Déformations de l'anus et de la verge. — Les uranistes dans la société. — Leur caractère morbide. — Perversion et perversité. — Le dégoût de la femme. — Les invertis-nés et les invertis occasionnels. — Les causes.

N° 6

L'AMOUR ET L'ACCOUPLEMENT

Les organes génitaux de l'homme et de la femme, leur description et leurs fonctions. — Le sperme. — Les ovaires et l'ovulation. — La puberté et la nubilité. — Le mécanisme du coït. — La volupté. — L'appétit vénérien. — Modes divers d'accouplement. — La recherche de la volupté. — L'orgasme vénérien. L'éjaculation.

N° **7**

LA PROCRÉATION

Le mécanisme de la fécondation, rencontre du sperme et de l'ovule, leur fusion, le germe, historique de la question. — Théories anciennes. — Moment propice à la fécondation. — La grossesse, signes certains ou incertains. — Début, progression. — Indication des sexes. — L'accouchement, les douleurs. — Description et terminaison. — L'accouchement chez tous les peuples, postures et pratiques. — Les jumeaux. — Comment se forment les monstres. — Les envies, ce qu'elles sont. — Nains et géants. — Cas d'enfants extraordinaires.

N° **8**

LA MENSTRUATION

La matrice et les ovaires, apparition des règles, causes des règles, l'ovule et l'ovulation, chute de l'ovule, congestion des organes, durée des règles, complications. — L'âge critique, son début, son caractère. — Accidents et maladies. — Influence de l'âge critique sur l'économie générale.

Collection à 1 franc le volume

N° 9

Impuissance et Stérilité

L'impuissance chez l'homme, par défauts de désirs, par dégoût, par défaut d'érection complète, par défaut de conformation. — Stérilité par défaut d'éjaculation, par absence de spermatozoïdes. — Impuissance chez la femme par vaginisme, par vice de conformation. — Stérilité occasionnelle et momentanée, absence de règles par maladies.

N° 10

L'HERMAPHRODISME

Définition et variétés. — Historique. — Les neuf sortes d'hermaphrodisme. — Malformation masculine et féminine. — Exemples. — Formation des hermaphrodites. — Les hermaphrodites devant la loi. — Mariage. — Erreur de personne. — L'état-civil des hermaphrodites. — Erreur de déclaration. — Les cas célèbres. — L'appétit sexuel chez les hermaphrodites. — L'infantilisme. — Arrêt de développement. — Le féminisme. — L'homme-femme. — La femme-homme. — Les Gynécomastes ou mamelle avec sécrétion lactée. — Types de Gynécomastes. — Arrêt du développement des testicules. — Exemples.

N° **11**

LA PERVERSION SEXUELLE

Définition de la perversion. — Les variétés. — Le fétichisme. — Les fétichistes et leur caractère, la passion du mouchoir, des bottines, des cheveux, des vêtements féminins, des bonnets de nuit, des tabliers, des morceaux de draps, etc. — Le masochisme. — L'amour des coups et de la domination féminine. — Les passionnés des excrétions féminines, de la sueur, des mucosités nasales. — Les buveurs d'urine, les stercoraires, les lécheurs de pieds. — Le sadisme. — Les sanguinaires et les tortionnaires. — Les éventreurs de femme. — Exemples célèbres. — Les nécrophiles et les vampires. — Déterreurs de cadavres, le viol des mortes. — Bestialité. Exemples de ce vice.

N° **12**

LA VIRGINITÉ

L'hymen, situation, formes et anomalies. — Signes de la virginité. — L'hymen n'est pas une certitude. — L'hymen élastique. — Sa persistance après le coït et après l'accouchement. — La défloration chez les peuples d'Orient. — L'infibulation. — La défloration criminelle. — Attentats, viol dans l'hypnotisme et dans le somnambulisme, le chloroforme. — Simulations de viol et coups montés. — Médecine légale. — La continence et la chasteté. — Effets contraires produits par la continence. — Exemples d'abus de chasteté. — Le célibat, maladies produites par le célibat forcé, son immoralité, sa contradiction avec les lois naturelles.

NOUVELLE LIBRAIRIE MÉDICALE
39, rue de Trévise, à Paris

Collection à 1 franc le volume

N° 13

L'HYSTÉRIE

Son histoire. — Les hommes hystériques. — Caractère de l'hystérie, sa fréquence et ses causes. — Ses degrés. — Ses accès, débuts et durée. — Observations. — La folie hystérique, définition et caractère. — La Salpêtrière. — Cas célèbres.

N° 14

L'Hypnotisme

Son histoire. — Les magnétiseurs. — Le somnamulisme. — Les hystériques et l'hypnotisme. — Sujets ypnotisables. — Procédés employés pour produire léthargie, la catalepsie et la contracture. — Curieux xemples de ces divers états. — La suggestion, l'hypotisé assassin, son réveil. — Oubli complet de l'acte. — Obéissance passive. — L'hallucination. — Curieuses bservations.

Collection à 1 franc le volume

N° 15

LA FOLIE ÉROTIQUE

L'Erotomanie. — Définition. — Fièvre érotique. — Manie. — Extase amoureuse et ravissement. — L'érotomanie chez les anciens. — Ses causes. — Le satyriasis. — Excitations morbides. — Effets des cantharides. — La nymphomanie. — Causes. — Ses degrés. — Manie furieuse. — Insensibilité. — Scènes obscènes. — Amour charnel d'une mère pour son fils. — Manie mystique. — Exemples remarquables. — Priapisme. — Erections incoercibles, causes et effets. — Folie érotique périodique. — Exemple d'exaltation sexuelle. — Démence sénile. — Excès vénériens. — Chronicité des maladies nées des abus. — Pertes séminales. — Troubles singuliers à la suite de coït. — Ivresse érotique. — Influence sur les sentiments.

N° 16

LA PROSTITUTION

Précis historique. — Les 22 classes de courtisanes de la Grèce, la débauche romaine. — La prostitution au moyen âge. — Les maquerelles. — Les filles au Châtelet. — Exactions de la police. — La prostitution moderne. — Les instructions de la police. — Cartes des filles. — Leurs obligations et leurs défenses. — La prostitution clandestine. — Types et procédés de ces filles. — La retape. — Les maisons de passe et de rendez-vous. — Le rôle de l'homme. — Le recrutement des filles de joie. — Le proxénétisme. — Courtage. — Les causes de prostitution. — Caractères des filles de joie. — Obstacles à leur libération. — Sentiments religieux et charité. — La maternité. — Etrange pudeur. — Les souffrances.

N° **17**

HYGIÈNE ET RÉGÉNÉRATION

Les forces sexuelles de l'homme, leur conservation par l'hygiène. — La sécurité en amour, moyens d'y pourvoir. — Les forces affaiblies rendues sans dangers. — L'hygiène de la femme amoureuse. — Beauté du corps, conservation des seins, leur blancheur et leur fermeté; tonicité des organes génitaux. — Recettes et procédés.

N° **18**

L'AVORTEMENT

Avortement naturel spontané. — Les causes acquises ou héréditaires. — Avortement accidentel. — Causes, émotions morales. — Maladies. — Ebranlements physiques. — Avortement provoqué. — Médecine légale. — Fait matériel. — Intention. — Conséquences. — Preuves. — Le produit de la conception. — Simulation — Manœuvres abortives. — Coups, chutes, tamponnements. — Drogues.

Collection à 1 franc le volume

N° 19

LES MORPHINOMANES

Les Fumeurs d'Opium

La morphine. — Ses effets. — Causes de la morphinomanie. — Habitude acquise. — Souffrances. — Délices et voluptés. — Exaltation et dépression vitales. — Désordres du système nerveux. — Les hystériques et la morphinomanie. — Désordres intellectuels. — L'appareil sexuel. — L'opium en Orient. — Mangeurs et fumeurs d'opium. — Mangeurs d'opium en France. — L'opium des fumeurs. — Sa préparation. — La pipe et la manière de s'en servir. — Effets de l'opium sur l'homme et les animaux. — Sommeil, rêves. — Ravages de l'opium.

N° 20

Le Mariage et son Hygiène

Du mariage au point de vue sexuel. — Puberté et nubilité. — Danger de la précocité. — L'âge de la fécondité. — Mariages consanguins et le résultat de la conception. — L'amour physique dans le mariage. — Première nuit de noce. — Le vaginisme. — Les fins du mariage. — Les fraudes conjugales. — Variétés. — Leurs dangers. — Exemples. — L'hygiène des sexes. — Le coït dans la grossesse. — Possibilité d'avortement. — Le coït dans l'âge critique. — Hygiène de l'âge critique.

aux pays d'Orient ; Les débauches du moyen âge ; Républiques italiennes ; Les papes ; En France ; Effet moral de l'apparition de la vérole ; Résultat néfaste de la débauche sur les grands.

V. La volupté dans ses résultats sur la santé et la vie humaine. — La lâcheté et la férocité engendrée par la volupté ; Effets des abus voluptueux sur la fécondité ; Le sperme stimulant de l'économie générale ; La femme plus voluptueuse que l'homme.

VI. Chasteté et continence. — Impuissance temporaire ; La chasteté absolue ; Le célibat contraire à la femme ; L'abus des fonctions génitales et l'intelligence ; L'érection rebelle à la volonté.

VII. Rapports des sens avec les organes génitaux. — Le toucher, influence des caresses ; L'odorat, effets voluptueux des parfums et de certaines excrétions ; Le goût ; Les baisers ; Aberrations singulières de ce sens.

IX. La volupté et la pudeur. — La pudeur sert de frein à la violence ; Fragilité de la pudeur ; La pudeur excite la volupté et la prépare ; Dispositions nécessaires à la conservation de l'espèce.

XII. La fécondation et la volupté. — Les cinq groupes des actes de la génération ; La volupté n'est pas nécessaire chez la femme.

XIII. Affections morales : peines d'amour. — La jalousie chez l'homme et chez la femme ; Jalousie intéressée ; Nymphomanie et érotomanie consécutives à la jalousie ; Exemple d'érotomanie ; Erotomanie mystique ; La monomanie du suicide ; Observation médicale.

XIV. Amour et volupté dans les tempéraments ; Influences. — L'homme sanguin ; Le bilieux ; Le mélancolique ; Le lymphatique ; La femme lymphatique sanguine ; La blonde et la brune ; Variétés dans les types ; Influence de l'alimentation ; Influences climatériques ; Les citadins et les paysans.

XV. Amour idéal, amour matériel. — L'amour dans les passions ; L'amour dans la vie sociale et l'amour purement physique.

Franco contre mandat-poste de **4 francs**

www.ingramcontent.com/pod-product-compliance
Ingram Content Group UK Ltd.
Pitfield, Milton Keynes, MK11 3LW, UK
UKHW012044240726
13965UKWH00003B/1034